LA CUCINA INDIANA 2021

2021

GUSTOSE RICETTE INDIANE FACILI E VELOCI

HIMMAT DEOL

Sommario

Instant Dosa

(Crêpe di riso istantaneo)

Fa 10-12

ingredienti

85 g di farina di riso

45 g di farina integrale

45 g di farina bianca normale

25 g di semolino scarso

60g / 2oz di Besan*

1 cucchiaino di cumino macinato

4 peperoncini verdi, tritati finemente

2 cucchiai di panna acida

Sale qb

120ml / 4fl oz olio vegetale raffinato

Metodo

- Mescolare insieme tutti gli ingredienti, tranne l'olio, con acqua sufficiente per ottenere una pastella densa e di consistenza colata.

- Riscaldare una padella e versarvi un cucchiaino d'olio. Versate 2 cucchiai di pastella e stendetela con il dorso di un cucchiaio fino a formare una crêpe.

- Cuocere a fuoco lento fino a quando la parte inferiore è marrone. Capovolgi e ripeti.

- Rimuovere con cura con una spatola. Ripeti per la pastella rimanente.

- Servire caldo con qualsiasi chutney.

Rotolo Di Patate Dolci

Rende 15-20

ingredienti

4 patate dolci grandi, al vapore e schiacciate

175 g di farina di riso

4 cucchiai di miele

20 anacardi, leggermente tostati e tritati

20 uvetta

Sale qb

2 cucchiaini di semi di sesamo

Burro chiarificato per friggere

Metodo

- Mescola tutti gli ingredienti, tranne il burro chiarificato e i semi di sesamo.

- Prepara delle palline delle dimensioni di una noce e arrotolale con i semi di sesamo per ricoprirle.

- Riscaldare il burro chiarificato in una padella antiaderente. Friggere le palline a fuoco medio fino a dorarle. Servire caldo.

Frittella Di Patate

ingredienti

6 patate grandi, 3 grattugiate più 3 bollite e schiacciate

2 uova

2 cucchiai di farina bianca naturale

½ cucchiaino di pepe nero appena macinato

1 cipolla piccola, tritata finemente

120 ml di latte

60ml / 2fl oz olio vegetale raffinato

1 cucchiaino di sale

2 cucchiai di olio

Metodo

- Mescolare insieme tutti gli ingredienti, tranne l'olio, per formare una pastella densa.

- Riscaldare una padella piatta e spalmare l'olio su di essa. Lascia cadere 2-4 cucchiai grandi della pastella e spalmala come una frittella.

- Cuocere ogni lato a fuoco medio per 3-4 minuti fino a quando il pancake è dorato e croccante sui bordi.

- Ripeti per la pastella rimanente. Servire caldo.

Murgh Malai Kebab

(Kebab di pollo cremoso)

ingredienti

1 cucchiaino di pasta di zenzero

1 cucchiaino di pasta all'aglio

2 peperoncini verdi

25 g di foglie di coriandolo scarse, tritate finemente

3 cucchiai di panna

1 cucchiaino di farina bianca naturale

125 g di formaggio cheddar grattugiato

1 cucchiaino di sale

500g / 1lb 2oz di pollo disossato, tritato finemente

Metodo

- Mescola tutti gli ingredienti, tranne il pollo.

- Marinare i pezzi di pollo con il composto per 4-6 ore.

- Disporre in una pirofila e cuocere in forno a 165ºC (325ºF, Gas Mark 4) per circa 20-30 minuti, fino a quando il pollo diventa marrone chiaro.

- Servire caldo con chutney di menta

Keema Puffs

(Salatini ripieni di carne macinata)

Per 12

ingredienti

250 g di farina bianca normale

½ cucchiaio di sale

½ cucchiaino di lievito in polvere

1 cucchiaio di burro chiarificato

100ml / 3½fl oz di acqua

2 cucchiai di olio vegetale raffinato

2 cipolle di media grandezza, tritate finemente

¾ cucchiaino di pasta di zenzero

¾ cucchiaino di pasta all'aglio

6 peperoncini verdi, tritati finemente

1 pomodoro grande, tritato finemente

½ cucchiaino di curcuma

½ cucchiaino di peperoncino in polvere

1 cucchiaino di garam masala

125 g di piselli surgelati

4 cucchiai di yogurt

2 cucchiai d'acqua

50 g di foglie di coriandolo tritate finemente

500 g di pollo, tritato

Metodo

- Setacciate insieme la farina, il sale e il lievito. Aggiungere il burro chiarificato e l'acqua. Impastare per formare un impasto. Mettere da parte per 30 minuti e impastare ancora una volta. Mettere da parte.

- Scalda l'olio in una casseruola. Aggiungere le cipolle, la pasta di zenzero, la pasta di aglio e i peperoncini verdi. Friggere per 2 minuti a fuoco medio.

- Aggiungere il pomodoro, la curcuma, il peperoncino in polvere, il garam masala e un po 'di sale. Mescolare bene e cuocere per 5 minuti, mescolando spesso.

- Aggiungere i piselli, lo yogurt, l'acqua, le foglie di coriandolo e il pollo tritato. Mescolare bene. Cuocere per 15 minuti, mescolando di tanto in tanto, finché il composto non diventa asciutto. Mettere da parte.

- Stendete la pasta in un grande disco. Taglia in una forma quadrata, quindi ritaglia 12 piccoli rettangoli dal quadrato.

- Posizionare il composto di carne macinata al centro di ogni rettangolo e arrotolare come una carta da zucchero.

- Cuocere in forno a 175ºC (350ºF, Gas Mark 4) per 10 minuti. Servire caldo.

Egg Pakoda

(Spuntino all'uovo fritto)

Per 20

ingredienti

3 uova, sbattute

3 fette di pane, tagliate in quarti

125 g di formaggio cheddar grattugiato

1 cipolla, tritata finemente

3 peperoncini verdi, tritati finemente

1 cucchiaio di foglie di coriandolo tritate

½ cucchiaino di pepe nero macinato

½ cucchiaino di peperoncino in polvere

Sale qb

Olio vegetale raffinato per friggere

Metodo

- Mescolate insieme tutti gli ingredienti, tranne l'olio.

- Scaldare l'olio in una padella antiaderente. Aggiungere cucchiaiate di composto. Friggere a fuoco medio fino a doratura.

- Scolare su carta assorbente. Servire caldo.

Egg Dosa

(Crêpe di riso e uova)

Rende 12-14

ingredienti

150 g di urad dhal*

100 g di riso al vapore

Sale qb

4 uova sbattute

Pepe nero macinato qb

25 g / 1 oncia di cipolla scarsa, tritata finemente

2 cucchiai di foglie di coriandolo tritate

1 cucchiaio di olio vegetale raffinato

1 cucchiaio di burro

Metodo

- Mettere a bagno il dhal e il riso insieme per 4 ore. Salare e macinare fino a ottenere una pastella densa. Lascia che fermenti durante la notte.

- Ungete e scaldate una padella piatta. Distribuire sopra 2 cucchiai di pastella.

- Versa 3 cucchiai di uovo sulla pastella. Cospargere di pepe, cipolla e foglie di coriandolo. Versare un po 'd'olio intorno ai bordi e cuocere per 2 minuti. Capovolgere con cura e cuocere per altri 2 minuti.

- Ripeti per il resto della pastella. Mettere una noce di burro su ogni dosa e servire calda con chutney di cocco

Khasta Kachori

(Gnocco di lenticchie fritte piccanti)

Per 12-15

ingredienti

200 g / 7 once di olio extravergine di oliva*

300 g di farina bianca normale

Sale qb

200ml / 7fl oz di acqua

2 cucchiai di olio vegetale raffinato plus per friggere

Pizzico di assafetida

225 g / 8 once di mung dhal*, ammollate per un'ora e scolate

1 cucchiaino di curcuma

1 cucchiaino di coriandolo macinato

4 cucchiaini di semi di finocchio

2-3 chiodi di garofano

1 cucchiaio di foglie di coriandolo tritate finemente

3 peperoncini verdi, tritati finemente

Zenzero di radice di 2,5 cm, tritato finemente

1 cucchiaio di foglie di menta tritate finemente

¼ di cucchiaino di peperoncino in polvere

1 cucchiaino di amchoor*

Metodo

- Impastare il besan, la farina e un po 'di sale con abbastanza acqua fino a ottenere un impasto compatto. Mettere da parte.

- Scalda l'olio in una casseruola. Aggiungere l'assafetida e lasciarla scoppiettare per 15 secondi. Aggiungere il dhal e soffriggere per 5 minuti a fuoco medio, mescolando continuamente.

- Aggiungere la curcuma, il coriandolo macinato, i semi di finocchio, i chiodi di garofano, le foglie di coriandolo, i peperoncini verdi, lo zenzero, le foglie di menta, il peperoncino in polvere e l'amboor. Mescolare bene e cuocere per 10-12 minuti. Mettere da parte.

- Dividi l'impasto in palline delle dimensioni di un limone. Appiattirli e stenderli in piccoli dischi di 12,5 cm di diametro.

- Mettere un cucchiaio della miscela dhal al centro di ogni disco. Sigilla come un sacchetto e appiattisci in puri. Mettere da parte.

- Scalda l'olio in una casseruola. Friggere i puri finché non si gonfiano.

- Servire caldo con chutney di cocco verde

Dhokla di legumi misti

(Torta Mista Di Legumi Al Vapore)

Per 20

ingredienti

125 g di fagioli mung interi*

125 g di kaala chana*

60 g / 2 once di grammo turco

50 g di piselli secchi

75 g di fagioli urad*

2 cucchiaini di peperoncini verdi

Sale qb

Metodo

- Immergere insieme i fagioli mung, il kaala chana, il grammo turco e i piselli secchi. Metti a bagno i fagioli di urad separatamente. Mettere da parte per 6 ore.

- Macina tutti gli ingredienti in ammollo insieme per ottenere una pastella densa. Fermentare per 6 ore.

- Aggiungere i peperoncini verdi e il sale. Mescolare bene e versare in una tortiera rotonda da 20 cm e cuocere a vapore per 10 minuti.

- Tagliare a forma di diamante. Servire con chutney di menta

Frankie

Fa 10-12

ingredienti

1 cucchiaino di chaat masala*

½ cucchiaino di garam masala

½ cucchiaino di cumino macinato

4 patate grandi, bollite e schiacciate

Sale qb

10-12 chapattis

Olio vegetale raffinato per ungere

2-3 peperoncini verdi, tritati finemente e imbevuti di aceto bianco

2 cucchiai di foglie di coriandolo tritate finemente

1 cipolla, tritata finemente

Metodo

- Mescolare il chaat masala, il garam masala, il cumino macinato, le patate e il sale. Impastare bene e mettere da parte.

- Riscaldare una padella e adagiarvi sopra un chapatti.

- Spalmate un filo d'olio sui chapatti e giratelo per soffriggere da una parte. Ripeti per l'altro lato.

- Distribuire uniformemente uno strato del composto di patate sui chapatti caldi.

- Cospargere qualche peperoncino verde, foglie di coriandolo e cipolla.

- Arrotolare i chapatti in modo che il composto di patate sia all'interno.

- Arrostire a secco il rotolo sulla padella fino a doratura e servire caldo.

Besan & Cheese Delight

Per 25

ingredienti

2 uova

250 g di formaggio cheddar, grattugiato

1 cucchiaino di pepe nero macinato

1 cucchiaino di senape macinata

½ cucchiaino di peperoncino in polvere

60ml / 2fl oz olio vegetale raffinato

Per il mix besan:

50 g di semola tostata a secco

375 g / 13 once di besan*

200 g di cavolo cappuccio, grattugiato

1 cucchiaino di pasta di zenzero

1 cucchiaino di pasta all'aglio

Un pizzico di lievito per dolci

Sale qb

Metodo

- Sbatti bene 1 uovo. Aggiungere il formaggio Cheddar, il pepe, la senape macinata e il peperoncino in polvere. Mescolare bene e mettere da parte.

- Mescolare gli ingredienti della miscela besan insieme. Trasferire in una tortiera rotonda da 20 cm e cuocere a vapore per 20 minuti. Una volta raffreddati, tagliarli in 25 pezzi e spalmare sopra ciascuno il composto di uova e formaggio.

- Scalda l'olio in una casseruola. Friggere i pezzi a fuoco medio fino a dorarli. Servire caldo con chutney di cocco verde

Peperoncino Idli

Per 4 persone

ingredienti

3 cucchiai di olio vegetale raffinato

1 cucchiaino di semi di senape

1 cipolla piccola, affettata

½ cucchiaino di garam masala

1 cucchiaio di ketchup

4 idli tritati

Sale qb

2 cucchiai di foglie di coriandolo

Metodo

- Scalda l'olio in una casseruola. Aggiungi i semi di senape. Lasciali scoppiettare per 15 secondi.

- Aggiungere tutti gli ingredienti rimanenti, tranne le foglie di coriandolo. Mescolare bene.

- Cuocere a fuoco medio per 4-5 minuti, mescolando delicatamente. Guarnire con le foglie di coriandolo. Servire caldo.

Canapé agli spinaci

Per 10

ingredienti

2 cucchiai di burro

10 fette di pane, tagliate in quarti

2 cucchiai di burro chiarificato

1 cipolla, tritata finemente

300 g di spinaci, tritati finemente

Sale qb

125 g di formaggio di capra, sgocciolato

4 cucchiai di formaggio cheddar grattugiato

Metodo

- Imburrare entrambi i lati dei pezzi di pane e cuocere in forno preriscaldato a 200ºC (400ºF, Gas Mark 6) per 7 minuti. Mettere da parte.

- Riscalda il burro chiarificato in una casseruola. Friggere la cipolla fino a doratura. Aggiungere gli spinaci e il sale. Cuocere per 5 minuti. Aggiungere il formaggio di capra e mescolare bene.

- Distribuire il composto di spinaci sui pezzi di pane tostato. Cospargere un po 'di formaggio Cheddar grattugiato e cuocere in forno a 130 ° C (250 ° F, Gas Mark ½) fino a quando il formaggio si scioglie. Servire caldo.

Paushtik Chaat

(Snack salutare)

Per 4 persone

ingredienti

3 cucchiaini di olio vegetale raffinato

½ cucchiaino di semi di cumino

Zenzero di radice di 2,5 cm, tritato

1 patata piccola, bollita e tritata

1 cucchiaino di garam masala

Sale qb

Pepe nero macinato qb

250 g di fagioli mung, cotti

300 g di fagioli borlotti in scatola

300 g di ceci in scatola

10 g di foglie di coriandolo tritate

1 cucchiaino di succo di limone

Metodo

- Scalda l'olio in una casseruola. Aggiungi i semi di cumino. Lasciali scoppiettare per 15 secondi.

- Aggiungere lo zenzero, la patata, il garam masala, il sale e il pepe. Rosolare a fuoco medio per 3 minuti. Aggiungere i fagioli mung, i fagioli rossi ei ceci. Cuocere a fuoco medio per 8 minuti.

- Guarnire con le foglie di coriandolo e il succo di limone. Servire freddo.

Involtino Di Cavolo

Per 4 persone

ingredienti

1 cucchiaio di farina bianca naturale

3 cucchiai d'acqua

Sale qb

2 cucchiai di olio vegetale raffinato plus per friggere

1 cucchiaino di semi di cumino

100 g di verdure miste congelate

1 cucchiaio di panna liquida

2 cucchiai di paneer*

¼ di cucchiaino di curcuma

1 cucchiaino di peperoncino in polvere

1 cucchiaino di coriandolo macinato

1 cucchiaino di cumino macinato

8 grandi foglie di cavolo cappuccio, ammollate in acqua calda per 2-3 minuti e scolate

Metodo

- Mescolare la farina, l'acqua e il sale fino a formare una pasta densa. Mettere da parte.

- Scalda l'olio in una casseruola. Aggiungere i semi di cumino e lasciarli scoppiettare per 15 secondi. Aggiungere tutti gli ingredienti rimanenti, tranne le foglie di cavolo. Cuocere a fuoco medio per 2-3 minuti, mescolando spesso.

- Mettete cucchiaiate di questa miscela al centro di ogni foglia di cavolo. Ripiegate le foglie e sigillate le estremità con la pasta di farina.

- Scaldare l'olio in una padella antiaderente. Immergere gli involtini di cavolo nella pasta di farina e friggerli. Servire caldo.

Pane Al Pomodoro

Per 4

ingredienti

1 ½ cucchiaio di olio vegetale raffinato

150 g di passata di pomodoro

3-4 foglie di curry

2 peperoncini verdi, tritati finemente

Sale qb

2 patate grandi, bollite e affettate

6 fette di pane, sminuzzate

10 g di foglie di coriandolo tritate

Metodo

- Scalda l'olio in una casseruola. Aggiungere la passata di pomodoro, le foglie di curry, i peperoncini verdi e il sale. Cuocere per 5 minuti.
- Aggiungere le patate e il pane. Cuocere a fuoco lento per 5 minuti.
- Guarnire con le foglie di coriandolo. Servire caldo.

Polpette di mais e formaggio

Rende 8-10

ingredienti

200 g di mais dolce

250 g di mozzarella grattugiata

4 patate grandi, bollite e schiacciate

2 peperoncini verdi, tritati finemente

Zenzero di radice di 2,5 cm, tritato finemente

1 cucchiaio di foglie di coriandolo tritate

1 cucchiaino di succo di limone

50 g di pangrattato

Sale qb

Olio vegetale raffinato per friggere

50 g di semola

Metodo

- In una ciotola mescolate insieme tutti gli ingredienti, tranne l'olio e il semolino. Dividi in 8-10 palline.
- Scalda l'olio in una casseruola. Arrotolare le palline nel semolino e friggerle a fuoco medio fino a doratura. Servire caldo.

Corn Flakes Chivda

(Spuntino di fiocchi di mais arrosto)

Rende 500 g / 1 libbra 2 once

ingredienti

250 g di arachidi

150 g di chana dhal*

100 g di uvetta

125 g di anacardi

200 g di cornflakes

60ml / 2fl oz olio vegetale raffinato

7 peperoncini verdi, fessura

25 foglie di curry

½ cucchiaino di curcuma

2 cucchiaini di zucchero

Sale qb

Metodo

- Arrostire a secco le arachidi, il chana dhal, l'uvetta, gli anacardi e i cornflakes fino a renderli croccanti. Mettere da parte.

- Scalda l'olio in una casseruola. Aggiungere i peperoncini verdi, le foglie di curry e la curcuma. Rosolare a fuoco medio per un minuto.

- Aggiungere lo zucchero, il sale e tutti gli ingredienti tostati. Saltare in padella per 2-3 minuti.

- Raffreddare e conservare in un contenitore ermetico per un massimo di 8 giorni.

Rotolo di noci

Per 20-25

ingredienti

140 g di farina bianca normale

240 ml di latte

1 cucchiaio di burro

Sale qb

Pepe nero macinato qb

½ cucchiaio di foglie di coriandolo tritate finemente

3-4 cucchiai di formaggio cheddar, grattugiato

¼ di cucchiaino di noce moscata, grattugiata

125 g di anacardi, macinati grossolanamente

125 g di arachidi, macinate grossolanamente

50 g di pangrattato

Olio vegetale raffinato per friggere

Metodo

- Mescolare 85 g di farina con il latte in una casseruola. Aggiungere il burro e cuocere il composto, mescolando continuamente, a fuoco lento finché non sarà denso.

- Aggiungere il sale e il pepe. Lascia raffreddare il composto per 20 minuti.

- Aggiungere le foglie di coriandolo, il formaggio Cheddar, la noce moscata, gli anacardi e le arachidi. Mescola bene. Mettere da parte.

- Cospargere metà del pangrattato su un vassoio.

- Versare cucchiaini della miscela di farina sul pangrattato e fare dei panini. Mettere da parte.

- Mescolare la farina rimanente con acqua a sufficienza per ottenere una pastella sottile. Immergere gli involtini nella pastella e arrotolarli di nuovo nel pangrattato.

- Scalda l'olio in una casseruola. Friggere gli involtini a fuoco medio fino a dorarli.

- Servire caldo con ketchup o chutney di cocco verde

Involtini di cavolo con carne macinata

Per 12

ingredienti

1 cucchiaio di olio vegetale raffinato più un extra per friggere

2 cipolle, tritate finemente

2 pomodori, tritati finemente

½ cucchiaio di pasta di zenzero

½ cucchiaio di pasta all'aglio

2 peperoncini verdi, affettati

½ cucchiaino di curcuma

½ cucchiaino di peperoncino in polvere

¼ di cucchiaino di pepe nero macinato

500 g di pollo, tritato

200 g di piselli surgelati

2 patate piccole, tagliate a dadini

1 carota grande, tagliata a dadini

Sale qb

25 g di foglie di coriandolo scarse, tritate finemente

12 grandi foglie di cavolo, sbollentate

2 uova sbattute

100 g di pangrattato

Metodo

- Scalda 1 cucchiaio di olio in una casseruola. Friggere le cipolle fino a renderle traslucide.

- Aggiungere i pomodori, la pasta di zenzero, la pasta di aglio, i peperoncini verdi, la curcuma, il peperoncino in polvere e il pepe. Mescolare bene e soffriggere per 2 minuti a fuoco medio.

- Aggiungere il trito di pollo, i piselli, le patate, le carote, il sale e le foglie di coriandolo. Cuocere a fuoco lento per 20-30 minuti, mescolando di tanto in tanto. Raffredda la miscela per 20 minuti.

- Mettere cucchiai di composto tritato in una foglia di cavolo e arrotolarla. Ripeti per le foglie rimanenti. Fissare i rotoli con uno stuzzicadenti.

- Scalda l'olio in una casseruola. Immergere gli involtini nell'uovo, ricoprire con il pangrattato e friggere fino a doratura.

- Scolare e servire caldo.

Pav Bhaji

(Verdure Piccanti con Pane)

Per 4 persone

ingredienti

2 patate grandi, bollite

200 g di verdure miste surgelate (peperoni verdi, carote, cavolfiori e piselli)

2 cucchiai di burro

1 ½ cucchiaino di pasta all'aglio

2 cipolle grandi, grattugiate

4 pomodori grandi, tritati

250ml / 8fl oz di acqua

2 cucchiaini di pav bhaji masala*

1½ cucchiaino di peperoncino in polvere

¼ di cucchiaino di curcuma

Succo di 1 limone

Sale qb

1 cucchiaio di foglie di coriandolo tritate

Burro per arrostire

4 panini per hamburger, tagliati a metà

1 cipolla grande, tritata finemente

Fettine di limone

Metodo

- Schiaccia bene le verdure. Mettere da parte.
- Riscaldare il burro in una casseruola. Aggiungere la pasta d'aglio e le cipolle e friggere finché le cipolle non diventano dorate. Aggiungere i pomodori e soffriggere, mescolando di tanto in tanto, a fuoco medio per 10 minuti.
- Aggiungere le verdure schiacciate, l'acqua, il pav bhaji masala, il peperoncino in polvere, la curcuma, il succo di limone e il sale. Cuocere a fuoco lento fino a quando il sugo è denso. Schiaccia e cuoci per 3-4 minuti, mescolando continuamente. Cospargere le foglie di coriandolo e mescolare bene. Mettere da parte.
- Riscalda una padella piatta. Spalmare un po 'di burro e arrostire i panini per hamburger fino a renderli croccanti su entrambi i lati.
- Servire il composto di verdure ben caldo con i panini, con la cipolla e le fettine di limone a parte.

Cotoletta Di Soia

Per 10

ingredienti

300 g / 10 once di mung dhal*, ammollo per 4 ore

Sale qb

400 g / 14 once di granuli di soia, immersi in acqua tiepida per 15 minuti

1 cipolla grande, tritata finemente

2-3 peperoncini verdi, tritati finemente

1 cucchiaino di amchoor*

1 cucchiaino di garam masala

2 cucchiai di foglie di coriandolo tritate

150 g di paneer* o tofu, grattugiato

Olio vegetale raffinato per friggere

Metodo

- Non scolare il dhal. Aggiungere il sale e cuocere in una casseruola a fuoco medio per 40 minuti. Mettere da parte.
- Scolare i granuli di soia. Mescolare con il dhal e macinare fino a ottenere una pasta densa.

- In una casseruola antiaderente, mescolate questa pasta con tutti gli ingredienti rimanenti, tranne l'olio. Cuocere a fuoco lento finché non si asciugano.

- Dividere il composto in palline della grandezza di un limone e formare delle cotolette.

- Scalda l'olio in una casseruola. Friggere le cotolette fino a doratura.

- Servire caldo con chutney di menta

Corn Bhel

(Spuntino di mais piccante)

Per 4 persone

ingredienti

200 g di chicchi di mais bolliti

100 g di cipollotti, tritati finemente

1 patata, bollita, sbucciata e tritata finemente

1 pomodoro, tritato finemente

1 cetriolo, tritato finemente

10 g di foglie di coriandolo tritate

1 cucchiaino di chaat masala*

2 cucchiaini di succo di limone

1 cucchiaio di chutney di menta

Sale qb

Metodo

- In una ciotola, mescola tutti gli ingredienti insieme per amalgamare bene.
- Servite subito.

Methi Gota

(Gnocco Fritto Di Fieno Greco)

Per 20

ingredienti

500g / 1lb 2oz besan*

45 g di farina integrale

125 g di yogurt

4 cucchiai di olio vegetale raffinato più un extra per friggere

2 cucchiaini di bicarbonato di sodio

50 g di foglie di fieno greco fresco, tritate finemente

50 g di foglie di coriandolo tritate finemente

1 banana matura, sbucciata e schiacciata

1 cucchiaio di semi di coriandolo

10-15 grani di pepe nero

2 peperoncini verdi

½ cucchiaino di pasta di zenzero

½ cucchiaino di garam masala

Pizzico di assafetida

1 cucchiaino di peperoncino in polvere

Sale qb

Metodo

- Mescolare insieme il besan, la farina e lo yogurt.
- Aggiungere 2 cucchiai di olio e il bicarbonato di sodio. Mettere da parte a fermentare per 2-3 ore.
- Aggiungere tutti i restanti ingredienti, tranne l'olio. Mescolare bene per ottenere una pastella densa.
- Scaldare 2 cucchiai di olio e aggiungerli alla pastella. Mescolare bene e mettere da parte per 5 minuti.
- Riscaldare l'olio rimanente in una casseruola. Versare piccole cucchiaiate di pastella nell'olio e friggere fino a doratura.
- Scolare su carta assorbente. Servire caldo.

Idli

(Torta di riso al vapore)

Per 4 persone

ingredienti

500g / 1lb 2oz di riso, messo a bagno per una notte

300 g / 10 once di urad dhal*, ammollo durante la notte

1 cucchiaio di sale

Un pizzico di bicarbonato di sodio

Olio vegetale raffinato per ungere

Metodo

- Scolare il riso e il dhal e macinare insieme.
- Aggiungere il sale e il bicarbonato di sodio. Mettere da parte per 8-9 ore a fermentare.
- Ungere gli stampini per cupcake. Versaci dentro la miscela di riso e dhal in modo che siano pieni per metà. Cuoci a vapore per 10-12 minuti.
- Scava fuori gli idli. Servire caldo con chutney di cocco

Idli Plus

(Torta di riso al vapore con condimento)

Per 6 persone

ingredienti

500g / 1lb 2oz di riso, messo a bagno per una notte

300 g / 10 once di urad dhal*, ammollo durante la notte

1 cucchiaio di sale

¼ di cucchiaino di curcuma

1 cucchiaio di zucchero semolato

Sale qb

1 cucchiaio di olio vegetale raffinato

½ cucchiaino di semi di cumino

½ cucchiaino di semi di senape

Metodo

- Scolare il riso e il dhal e macinare insieme.
- Aggiungere il sale e mettere da parte per 8-9 ore a fermentare.
- Aggiungere la curcuma, lo zucchero e il sale. Mescolare bene e mettere da parte.
- Scalda l'olio in una casseruola. Aggiungere il cumino e i semi di senape. Lasciali scoppiettare per 15 secondi.
- Aggiungi la miscela di riso e dhal. Coprite con un coperchio e lasciate cuocere per 10 minuti.
- Scopri e gira la miscela. Coprite di nuovo e lasciate cuocere per 5 minuti.
- Forare l'idli con una forchetta. Se la forcella esce pulita, l'idli è fatto.
- Tagliarla a pezzi e servire calda con chutney di cocco

Masala Sandwich

Per 6

ingredienti

2 cucchiaini di olio vegetale raffinato

1 cipolla piccola, tritata finemente

¼ di cucchiaino di curcuma

1 pomodoro grande, tritato finemente

1 patata grande, bollita e schiacciata

1 cucchiaio di piselli bolliti

1 cucchiaino di chaat masala*

Sale qb

10 g di foglie di coriandolo tritate

50 g di burro

12 fette di pane

Metodo

- Scalda l'olio in una casseruola. Aggiungere la cipolla e friggere fino a quando diventa traslucida.

- Aggiungere la curcuma e il pomodoro. Saltare in padella a fuoco medio per 2-3 minuti.

- Aggiungere la patata, i piselli, il chaat masala, il sale e le foglie di coriandolo. Mescolare bene e cuocere per un minuto a fuoco lento. Mettere da parte.

- Imburrare le fette di pane. Disporre uno strato di composto vegetale su sei fette. Coprite con le fette rimanenti e grigliate per 10 minuti. Capovolgere e grigliare di nuovo per 5 minuti. Servire caldo.

Kebab alla menta

Per 8

ingredienti

10 g di foglie di menta tritate finemente

500 g di formaggio di capra, sgocciolato

2 cucchiaini di farina di mais

10 anacardi, tritati grossolanamente

½ cucchiaino di pepe nero macinato

1 cucchiaino di amchoor*

Sale qb

Olio vegetale raffinato per friggere

Metodo

- Mescolate insieme tutti gli ingredienti, tranne l'olio. Impastare fino a ottenere un impasto morbido ma compatto. Divideteli in 8 palline della grandezza di un limone e schiacciatele.
- Scalda l'olio in una casseruola. Friggere gli spiedini a fuoco medio fino a dorarli.
- Servire caldo con chutney di menta

Sevia Upma Vegetale

(Vermicelli Vegetali Snack)

Per 4 persone

ingredienti

5 cucchiai di olio vegetale raffinato

1 peperone verde grande, tritato finemente

¼ di cucchiaino di semi di senape

2 peperoncini verdi, tagliati nel senso della lunghezza

200 g di vermicelli

8 foglie di curry

Sale qb

Pizzico di assafetida

50 g di fagioli francesi, tritati finemente

1 carota, tritata finemente

50 g di piselli surgelati

1 cipolla grande, tritata finemente

25 g di foglie di coriandolo scarse, tritate finemente

Succo di 1 limone (facoltativo)

Metodo

- Scalda 2 cucchiai di olio in una casseruola. Friggere il peperone verde per 2-3 minuti. Mettere da parte.

- Scalda 2 cucchiai di olio in un'altra casseruola. Aggiungi i semi di senape. Lasciali scoppiettare per 15 secondi.

- Aggiungere i peperoncini verdi e i vermicelli. Friggere per 1-2 minuti a fuoco medio, mescolando di tanto in tanto. Aggiungere le foglie di curry, il sale e l'assafetida.

- Bagnare con un po 'd'acqua e aggiungere il peperone verde fritto, i fagiolini, la carota, i piselli e la cipolla. Mescolare bene e cuocere per 3-4 minuti a fuoco medio.

- Coprite con un coperchio e cuocete per un altro minuto.

- Cospargere con le foglie di coriandolo e il succo di limone. Servire caldo con chutney di cocco

Bhel

(Spuntino di riso soffiato)

Per 4-6 persone

ingredienti

2 patate grandi, bollite e tagliate a cubetti

2 cipolle grandi, tritate finemente

125 g di arachidi tostate

2 cucchiai di cumino macinato, tostato a secco

300 g / 10 once di Bhel Mix

Chutney di mango caldo e dolce da 250 g

60 g di chutney di menta

Sale qb

25 g / 1 oncia di foglie di coriandolo scarse, tritate

Metodo

- Mescolare le patate, le cipolle, le arachidi e il cumino macinato con il Bhel Mix. Aggiungere sia i chutney che il sale. Lancia per mescolare.
- Completare con le foglie di coriandolo. Servite subito.

Sabudana Khichdi

(Sago Snack con Patate e Arachidi)

Per 6 persone

ingredienti

300 g di sago

250ml / 8fl oz di acqua

250 g di arachidi, macinate grossolanamente

Sale qb

2 cucchiaini di zucchero semolato

25 g / 1 oncia di foglie di coriandolo scarse, tritate

2 cucchiai di olio vegetale raffinato

1 cucchiaino di semi di cumino

5-6 peperoncini verdi, tritati finemente

100 g di patate bollite e tritate

Metodo

- Immergi il sago per una notte nell'acqua. Aggiungere le arachidi, il sale, lo zucchero semolato e le foglie di coriandolo e mescolare bene. Mettere da parte.

- Scalda l'olio in una casseruola. Aggiungere i semi di cumino e i peperoncini verdi. Friggi per circa 30 secondi.

- Aggiungere le patate e soffriggere per 1-2 minuti a fuoco medio.

- Aggiungi il mix di sago. Mescola e mescola bene.

- Coprite con un coperchio e fate cuocere a fuoco lento per 2-3 minuti. Servire caldo.

Dhokla semplice

(Torta Al Vapore Semplice)

Per 25

ingredienti

250 g di chana dhal*, ammollate per una notte e scolate

2 peperoncini verdi

1 cucchiaino di pasta di zenzero

Pizzico di assafetida

½ cucchiaino di bicarbonato di sodio

Sale qb

2 cucchiai di olio vegetale raffinato

½ cucchiaino di semi di senape

4-5 foglie di curry

4 cucchiai di cocco fresco, grattugiato

10 g di foglie di coriandolo tritate

Metodo

- Macina il dhal fino a ottenere una pasta grossolana. Lasciare fermentare per 6-8 ore.

- Aggiungere i peperoncini verdi, la pasta di zenzero, l'assafetida, il bicarbonato di sodio, il sale, 1 cucchiaio di olio e un po 'd'acqua. Mescolare bene.

- Ungere una tortiera rotonda da 20 cm e riempirla con la pastella.

- Cuoci a vapore per 10-12 minuti. Mettere da parte.

- Riscaldare l'olio rimanente in una casseruola. Aggiungere i semi di senape e le foglie di curry. Lasciali scoppiettare per 15 secondi.

- Versalo sui dhokla. Guarnire con le foglie di cocco e coriandolo. Tagliate a pezzi e servite ben calde.

Patata Jaldi

ingredienti

2 cucchiaini di olio vegetale raffinato

1 cucchiaino di semi di cumino

1 peperoncino verde, tritato

½ cucchiaino di sale nero

1 cucchiaino di amchoor*

1 cucchiaino di coriandolo macinato

4 patate grandi, lessate e tagliate a cubetti

2 cucchiai di foglie di coriandolo tritate

Metodo

- Scalda l'olio in una casseruola. Aggiungere i semi di cumino e lasciarli scoppiettare per 15 secondi.
- Aggiungi tutti gli altri ingredienti. Mescolare bene. Cuocere a fuoco lento per 3-4 minuti. Servire caldo.

Dhokla arancione

(Torta Arancia Al Vapore)

Per 25

ingredienti

50 g di semola

250 g / 9 once di besan*

250 ml di panna acida

Sale qb

100ml / 3½fl oz di acqua

4 spicchi d'aglio

1 cm di radice di zenzero

3-4 peperoncini verdi

100 g di carote grattugiate

¾ cucchiaino di bicarbonato di sodio

¼ di cucchiaino di curcuma

Olio vegetale raffinato per ungere

1 cucchiaino di semi di senape

10-12 foglie di curry

50 g di cocco grattugiato

25 g di foglie di coriandolo scarse, tritate finemente

Metodo

- Mescolare il semolino, la besan, la panna acida, il sale e l'acqua. Mettere da parte a fermentare durante la notte.
- Macina insieme l'aglio, lo zenzero e il peperoncino.
- Aggiungere alla pastella fermentata insieme alla carota, al bicarbonato di sodio e alla curcuma. Mescolare bene.
- Ungere una tortiera rotonda da 20 cm con un filo d'olio. Versaci dentro la pastella. Cuocere a vapore per circa 20 minuti. Lascia raffreddare e taglia a pezzi.
- Scalda un po 'd'olio in una casseruola. Aggiungere i semi di senape e le foglie di curry. Friggerli per 30 secondi. Versalo sui pezzi di dhokla.
- Guarnire con le foglie di cocco e coriandolo. Servire caldo.

Cavolo Muthia

(Crocchette di cavolo al vapore)

Per 4 persone

ingredienti

250 g di farina integrale

100 g di cavolo tritato

½ cucchiaino di pasta di zenzero

½ cucchiaino di pasta all'aglio

Sale qb

2 cucchiaini di zucchero

1 cucchiaio di succo di limone

2 cucchiai di olio vegetale raffinato

1 cucchiaino di semi di senape

1 cucchiaio di foglie di coriandolo tritate

Metodo

- Mescolare la farina, il cavolo cappuccio, la pasta di zenzero, la pasta di aglio, il sale, lo zucchero, il succo di limone e 1 cucchiaio di olio. Impastare fino a ottenere un impasto flessibile.

- Fare 2 panini lunghi con l'impasto. Cuocere a vapore per 15 minuti. Lasciar raffreddare e tagliare a fette. Mettere da parte.

- Riscaldare l'olio rimanente in una casseruola. Aggiungi i semi di senape. Lasciali scoppiettare per 15 secondi.

- Aggiungere gli involtini affettati e friggere a fuoco medio fino a dorarli. Guarnire con le foglie di coriandolo e servire caldo.

Rava Dhokla

(Torta di semolino al vapore)

Rende 15-18

ingredienti

200 g di semola

240 ml di panna acida

2 cucchiaini di peperoncini verdi

Sale qb

1 cucchiaino di peperoncino rosso in polvere

1 cucchiaino di pepe nero macinato

Metodo

- Mescolare il semolino e la panna acida insieme. Fermentare per 5-6 ore.
- Aggiungere i peperoncini verdi e il sale. Mescolare bene.
- Mettere il composto di semolino in una tortiera rotonda da 20 cm. Cospargere con il peperoncino in polvere e il pepe. Cuocere a vapore per 10 minuti.
- Tagliare a pezzi e servire caldo con chutney di menta

Chapatti Upma

(Snack Chapatti veloce)

Per 4 persone

ingredienti

6 chapati avanzati spezzati in piccoli pezzi

2 cucchiai di olio vegetale raffinato

¼ di cucchiaino di semi di senape

10-12 foglie di curry

1 cipolla di media grandezza, tritata

2-3 peperoncini verdi, tritati finemente

¼ di cucchiaino di curcuma

Succo di 1 limone

1 cucchiaino di zucchero

Sale qb

10 g di foglie di coriandolo tritate

Metodo

- Scalda l'olio in una casseruola. Aggiungi i semi di senape. Lasciali scoppiettare per 15 secondi.

- Aggiungere le foglie di curry, la cipolla, i peperoncini e la curcuma. Rosolare a fuoco medio fino a quando la cipolla diventa marrone chiaro. Aggiungi i chapati.

- Cospargere il succo di limone, lo zucchero e il sale. Mescolare bene e cuocere a fuoco medio per 5 minuti. Guarnire con le foglie di coriandolo e servire caldo.

Mung Dhokla

(Torta Mung Al Vapore)

Fa circa 20

ingredienti

250 g / 9 once di mung dhal*, ammollo per 2 ore

150 ml di panna acida

2 cucchiai d'acqua

Sale qb

2 carote grattugiate o 25 g di cavolo cappuccio grattugiato

Metodo

- Scolare il dhal e macinarlo.
- Aggiungere la panna acida e l'acqua e fermentare per 6 ore. Aggiungere il sale e mescolare bene per ottenere la pastella.
- Ungere una tortiera rotonda da 20 cm e versarvi la pastella. Cospargere con le carote o il cavolo. Cuoci a vapore per 7-10 minuti.
- Tagliate a pezzi e servite con chutney di menta

Cotoletta Di Carne Mughlai

(Cotoletta di Carne Ricca)

Per 12

ingredienti

1 cucchiaino di pasta di zenzero

1 cucchiaino di pasta all'aglio

Sale qb

500 g di agnello disossato, tritato

240ml / 8fl oz di acqua

1 cucchiaio di cumino macinato

¼ di cucchiaino di curcuma

Olio vegetale raffinato per friggere

2 uova sbattute

50 g di pangrattato

Metodo

- Mescolare la pasta di zenzero, la pasta all'aglio e il sale. Marinare l'agnello con questa miscela per 2 ore.

- In una casseruola, cuocere l'agnello con l'acqua a fuoco medio finché è tenero. Riservare il brodo e mettere da parte l'agnello.

- Aggiungere il cumino e la curcuma al brodo. Mescolare bene.

- Trasferire il brodo in una casseruola e cuocere a fuoco lento fino a quando l'acqua evapora. Marinare di nuovo l'agnello con questa miscela per 30 minuti.

- Scalda l'olio in una casseruola. Immergere ogni pezzo di agnello nell'uovo sbattuto, rotolare nel pangrattato e friggere fino a doratura. Servire caldo.

Masala Vada

(Gnocco Fritto Piccante)

Per 15

ingredienti

300 g / 10 once di chana dhal*, immerso in 500 ml di acqua per 3-4 ore

50 g di cipolla, tritata finemente

25 g / 1 oncia di foglie di coriandolo scarse, tritate

25 g / 1 oncia di foglie di aneto scarse, tritate finemente

½ cucchiaino di semi di cumino

Sale qb

3 cucchiai di olio vegetale raffinato più una quantità extra per friggere

Metodo

- Macina grossolanamente il dhal. Mescolare con tutti gli ingredienti, escluso l'olio.
- Aggiungere 3 cucchiai di olio alla miscela dhal. Prepara delle polpette rotonde e piatte.
- Riscaldare l'olio rimanente in una padella antiaderente. Friggere le polpette. Servire caldo.

Cavolo Chivda

(Spuntino di cavolo e riso sbattuto)

Per 4 persone

ingredienti

100 g di cavolo cappuccio, tritato finemente

Sale qb

3 cucchiai di olio vegetale raffinato

125 g di arachidi

150 g di chana dhal*, arrosto

1 cucchiaino di semi di senape

Pizzico di assafetida

200 g / 7 oz poha*, imbevuto di acqua

1 cucchiaino di pasta di zenzero

4 cucchiaini di zucchero

1 ½ cucchiaio di succo di limone

25 g / 1 oncia di foglie di coriandolo scarse, tritate

Metodo

- Mescolare la verza con il sale e mettere da parte per 10 minuti.

- Scaldare 1 cucchiaio di olio in una padella antiaderente. Friggere le arachidi e il chana dhal per 2 minuti a fuoco medio. Scolare e mettere da parte.

- Riscaldare l'olio rimanente in una padella antiaderente. Friggere i semi di senape, l'assafetida e il cavolo per 2 minuti. Cospargere un po 'd'acqua, coprire con un coperchio e cuocere a fuoco lento per 5 minuti. Aggiungere il poha, la pasta di zenzero, lo zucchero, il succo di limone e il sale. Mescolare bene e cuocere per 10 minuti.

- Guarnire con le foglie di coriandolo, le arachidi fritte e il dhal. Servire caldo.

Pane Besan Bhajji

(Spuntino di pane e farina di grammo)

ingredienti

175 g / 6 once di Besan*

1250ml / 5fl oz di acqua

½ cucchiaino di semi di ajowan

Sale qb

Olio vegetale raffinato per friggere

8 fette di pane, tagliate a metà

Metodo

- Fare una pastella densa mescolando il besan con l'acqua. Aggiungere i semi di ajowan e il sale. Sbatti bene.
- Scaldare l'olio in una padella antiaderente. Immergi i pezzi di pane nella pastella e friggi fino a doratura. Servire caldo.

Methi Seekh Kebab

(Spiedino di Menta Spiedino con Foglie di Fieno Greco)

Rende 8-10

ingredienti

100 g di foglie di fieno greco tritate

3 patate grandi, bollite e schiacciate

1 cucchiaino di pasta di zenzero

1 cucchiaino di pasta all'aglio

4 peperoncini verdi, tritati finemente

1 cucchiaino di cumino macinato

1 cucchiaino di coriandolo macinato

½ cucchiaino di garam masala

Sale qb

2 cucchiai di pangrattato

Olio vegetale raffinato per imbastire

Metodo

- Mescolate insieme tutti gli ingredienti, tranne l'olio. Forma delle polpette.
- Infilzare e cuocere su una griglia a carbone, bagnando con l'olio e girando di tanto in tanto. Servire caldo.

Jhinga Hariyali

(Gambero Verde)

Per 20

ingredienti

Sale qb

Succo di 1 limone

20 gamberi, sgusciati e decorticati (trattenere la coda)

75 g di foglie di menta tritate finemente

75 g di foglie di coriandolo tritate

1 cucchiaino di pasta di zenzero

1 cucchiaino di pasta all'aglio

Pizzico di garam masala

1 cucchiaio di olio vegetale raffinato

1 cipolla piccola, affettata

Metodo

- Strofinare sale e succo di limone sui gamberi. Metti da parte per 20 minuti.

- Macinare insieme 50 g di foglie di menta, 50 g di foglie di coriandolo, la pasta di zenzero, la pasta di aglio e il garam masala.

- Aggiungere ai gamberi e mettere da parte per 30 minuti. Cospargere l'olio sopra.

- Infilzare i gamberi e cuocerli su una griglia a carbone, girandoli di tanto in tanto.

- Guarnire con il coriandolo e le foglie di menta rimanenti e la cipolla affettata. Servire caldo.

Methi Adai

(Crêpe al fieno greco)

Fa 20-22

ingredienti

100 g di riso

100 g / 3½ oz di urad dhal*

100 g / 3½ once di mung dhal*

100 g di chana dhal*

100 g di masoor dhal*

Pizzico di assafetida

6-7 foglie di curry

Sale qb

50 g di foglie di fieno greco fresco, tritate

Olio vegetale raffinato per ungere

Metodo

- Mettere a bagno il riso e i dhal insieme per 3-4 ore.

- Scolare il riso e il dhal e aggiungere l'assafetida, le foglie di curry e il sale. Macinare grossolanamente e mettere da parte a fermentare per 7 ore. Aggiungere le foglie di fieno greco.

- Ungete una padella e scaldatela. Aggiungere un cucchiaio della miscela fermentata e distribuire fino a formare una frittella. Versare un filo d'olio attorno ai bordi e cuocere a fuoco medio per 3-4 minuti. Girare e cuocere per altri 2 minuti.

- Ripeti per il resto della pastella. Servire caldo con chutney di cocco

Piselli Chaat

Per 4 persone

ingredienti

2 cucchiaini di olio vegetale raffinato

½ cucchiaino di semi di cumino

300 g di piselli in scatola

½ cucchiaino di amchoor*

¼ di cucchiaino di curcuma

¼ di cucchiaino di garam masala

1 cucchiaino di succo di limone

5 cm di radice di zenzero, sbucciata e tagliata alla julienne

Metodo

- Scalda l'olio in una casseruola. Aggiungere i semi di cumino e lasciarli scoppiettare per 15 secondi. Aggiungere i piselli, l'amboor, la curcuma e il garam masala. Mescolare bene e cuocere per 2-3 minuti, mescolando di tanto in tanto.

- Guarnire con il succo di limone e lo zenzero. Servire caldo.

Shingada

(Bengalese salato)

Rende 8-10

ingredienti

2 cucchiai di olio vegetale raffinato più una quantità extra per friggere

1 cucchiaino di semi di cumino

200 g di piselli bolliti

2 patate, bollite e tritate

1 cucchiaino di coriandolo macinato

Sale qb

Per la pasticceria:

350 g di farina bianca normale

¼ di cucchiaino di sale

Un po 'd'acqua

Metodo

- Scalda 2 cucchiai di olio in una casseruola. Aggiungi i semi di cumino. Lasciali scoppiettare per 15 secondi. Aggiungere i piselli, le patate, il coriandolo macinato e il sale. Mescolare bene e soffriggere a fuoco medio per 5 minuti. Mettere da parte.

- Realizza dei coni di pasta con gli ingredienti della pasticceria, come nella ricetta della patata samosa. Riempite i coni con il composto vegetale e sigillate.

- Riscaldare l'olio rimanente in una padella antiaderente. Friggere i coni a fuoco medio fino a dorarli. Servire caldo con chutney di menta

Cipolla Bhajia

(Frittelle Di Cipolle)

Per 20

ingredienti

250 g / 9 once di besan_*_

4 cipolle grandi, tagliate a fettine sottili

Sale qb

½ cucchiaino di curcuma

150 ml di acqua

Olio vegetale raffinato per friggere

Metodo

- Mescolare insieme il besan, le cipolle, il sale e la curcuma. Aggiungere l'acqua e mescolare bene.
- Scaldare l'olio in una padella antiaderente. Aggiungere cucchiai della miscela e friggere fino a doratura. Scolare su carta assorbente e servire caldo.

Bagani Murgh

(Pollo in Pasta di Anacardi)

Per 12

ingredienti

500g / 1lb 2oz di pollo disossato, tagliato a dadini

1 cipolla piccola, affettata

1 pomodoro, a fette

1 cetriolo, affettato

1 cucchiaino di pasta di zenzero

1 cucchiaino di pasta all'aglio

2 peperoncini verdi, tritati finemente

10 g di foglie di menta, macinate

10 g di foglie di coriandolo, macinate

Sale qb

Per la marinata:

6-7 anacardi, macinati in una pasta

2 cucchiai di panna liquida

Metodo

- Mescola gli ingredienti della marinata. Marinare il pollo con questa miscela per 4-5 ore.

- Spiedini e cuocili su una griglia a carbone, girandoli di tanto in tanto.

- Guarnire con la cipolla, il pomodoro e il cetriolo. Servire caldo.

Potato Tikki

(Polpette di patate)

Per 12

ingredienti

4 patate grandi, bollite e schiacciate

1 cucchiaino di pasta di zenzero

1 cucchiaino di pasta all'aglio

Succo di 1 limone

1 cipolla grande, tritata finemente

25 g / 1 oncia di foglie di coriandolo scarse, tritate

¼ di cucchiaino di peperoncino in polvere

Sale qb

2 cucchiai di farina di riso

3 cucchiai di olio vegetale raffinato

Metodo

- Mescolare le patate con la pasta di zenzero, la pasta di aglio, il succo di limone, la cipolla, le foglie di coriandolo, il peperoncino in polvere e il sale. Impastare bene. Forma delle polpette.
- Spolverare le polpette con farina di riso.
- Scaldare l'olio in una padella antiaderente. Friggere le polpette a fuoco medio fino a dorarle. Scolare e servire caldo con chutney di menta.

Batata Vada

(Gnocco di patate fritte in pastella)

Rende 12-14

ingredienti

1 cucchiaino di olio vegetale raffinato più una quantità extra per friggere

½ cucchiaino di semi di senape

½ cucchiaino di urad dhal*

½ cucchiaino di curcuma

5 patate, bollite e schiacciate

Sale qb

Succo di 1 limone

250 g / 9 once di besan*

Pizzico di assafetida

120 ml di acqua

Metodo

- Scaldare 1 cucchiaino di olio in una padella antiaderente. Aggiungere i semi di senape, l'urad dhal e la curcuma. Lasciali scoppiettare per 15 secondi.

- Versalo sulle patate. Aggiungere anche sale e succo di limone. Mescolare bene.

- Dividete il composto di patate in polpette delle dimensioni di una noce. Mettere da parte.

- Mescolare la besan, l'assafetida, il sale e l'acqua per ottenere la pastella.

- Riscaldare l'olio rimanente in una padella antiaderente. Immergere le polpette di patate nella pastella e friggerle fino a doratura. Scolare e servire con chutney di menta.

Mini Kebab Di Pollo

Per 8

ingredienti

350 g di pollo, tritato

125 g / 4½ oz di Besan_*_

1 cipolla grande, tritata finemente

½ cucchiaino di pasta di zenzero

½ cucchiaino di pasta all'aglio

1 cucchiaino di succo di limone

¼ di cucchiaino di cardamomo verde in polvere

1 cucchiaio di foglie di coriandolo tritate

Sale qb

1 cucchiaio di semi di sesamo

Metodo

- Mescola tutti gli ingredienti, tranne i semi di sesamo.
- Dividete il composto in palline e spolverizzate con i semi di sesamo.
- Cuocere in forno a 190ºC (375ºF, Gas Mark 5) per 25 minuti. Servire caldo con chutney di menta.

Lenticchie Rissole

ingredienti

2 cucchiai di olio vegetale raffinato più una quantità extra per friggere in profondità

2 cipolle piccole, tritate finemente

2 carote, tritate finemente

600 g / 1 libbra 5 once di masoor dhal*

500ml / 16fl oz di acqua

2 cucchiai di coriandolo macinato

Sale qb

25 g / 1 oncia di foglie di coriandolo scarse, tritate

100 g di pangrattato

2 cucchiai di farina bianca naturale

1 uovo, sbattuto

Metodo

- Scaldare 1 cucchiaio di olio in una padella antiaderente. Aggiungere le cipolle e le carote e soffriggere a fuoco medio per 2-3 minuti, mescolando spesso. Aggiungere il masoor dhal, l'acqua, il coriandolo macinato e il sale. Cuocere a fuoco lento per 30 minuti, mescolando.

- Aggiungere le foglie di coriandolo e metà del pangrattato. Mescolare bene.

- Formare delle salsicce e ricoprire con la farina. Immergere le polpette nell'uovo sbattuto e rotolare nel restante pangrattato. Mettere da parte.

- Riscaldare l'olio rimanente. Friggere le polpette fino a doratura, girandole una volta. Servire caldo con chutney di cocco verde.

Poha nutriente

Per 4 persone

ingredienti

1 cucchiaio di olio vegetale raffinato

125 g di arachidi

1 cipolla, tritata finemente

¼ di cucchiaino di curcuma

Sale qb

1 patata, bollita e tritata

200 g / 7 oz poha*, lasciate in ammollo per 5 minuti e scolate

1 cucchiaino di succo di limone

1 cucchiaio di foglie di coriandolo tritate

Metodo

- Scalda l'olio in una casseruola. Friggere le arachidi, la cipolla, la curcuma e il sale a fuoco medio per 2-3 minuti.
- Aggiungere la patata e il poha. Saltare in padella a fuoco lento fino a ottenere un composto omogeneo.
- Guarnire con il succo di limone e le foglie di coriandolo. Servire caldo.

Fagioli Usal

(Fagioli in salsa piccante)

Per 4 persone

ingredienti

300 g / 10 oz masoor dhal*, messo a bagno in acqua calda per 20 minuti

¼ di cucchiaino di curcuma

Sale qb

50 g di fagioli francesi, tritati finemente

240ml / 8fl oz di acqua

1 cucchiaio di olio vegetale raffinato

¼ di cucchiaino di semi di senape

Qualche foglia di curry

Sale qb

Metodo

- Mescola il dhal, la curcuma e il sale. Macina fino a ottenere una pasta grossolana.

- Cuoci a vapore per 20-25 minuti. Mettere da parte a raffreddare per 20 minuti. Sbriciola il composto con le dita. Mettere da parte.

- Cuocere i fagiolini con l'acqua e un po 'di sale in una casseruola a fuoco medio fino a renderli morbidi. Mettere da parte.

- Scalda l'olio in una casseruola. Aggiungi i semi di senape. Lasciali scoppiettare per 15 secondi. Aggiungere le foglie di curry e il dhal sbriciolato.

- Saltare in padella per circa 3-4 minuti a fuoco medio fino a renderlo morbido. Aggiungere i fagioli cotti e mescolare bene. Servire caldo.

Chutney Pakoda Di Pane

Per 4 persone

ingredienti

250 g / 9 once di besan*

150 ml di acqua

½ cucchiaino di semi di ajowan

Chutney di menta da 125 g

12 fette di pane

Olio vegetale raffinato per friggere

Metodo

- Mescolare il besan con l'acqua per ottenere una pastella della consistenza di una miscela di frittelle. Aggiungere i semi di ajowan e frullare leggermente. Mettere da parte.

- Spalmate la mostarda di menta su una fetta di pane e adagiatene un'altra sopra. Ripeti per tutte le fette di pane. Tagliarli in diagonale a metà.

- Scaldare l'olio in una padella antiaderente. Immergi i panini nella pastella e friggi a fuoco medio fino a doratura. Servire caldo con ketchup.

Methi Khakra Delight

(Snack al fieno greco)

ingredienti

50 g di foglie di fieno greco fresco, tritate finemente

300 g di farina integrale

1 cucchiaino di peperoncino in polvere

¼ di cucchiaino di curcuma

½ cucchiaino di coriandolo macinato

1 cucchiaio di olio vegetale raffinato

Sale qb

120 ml di acqua

Metodo

- Mescola tutti gli ingredienti insieme. Impastare fino a ottenere un impasto morbido ma compatto.
- Dividete l'impasto in 16 palline della grandezza di un limone. Stendetele in dischi sottilissimi.
- Riscalda una padella piatta. Posizionare i dischi sulla padella piatta e cuocere fino a renderli croccanti. Ripeti per l'altro lato. Conservare in un contenitore ermetico.

Cotoletta Verde

Per 12

ingredienti

200 g di spinaci, tritati finemente

4 patate, bollite e schiacciate

200 g / 7 once di mung dhal*, bollito e schiacciato

25 g / 1 oncia di foglie di coriandolo scarse, tritate

2 peperoncini verdi, tritati finemente

1 cucchiaino di garam masala

1 cipolla grande, tritata finemente

Sale qb

1 cucchiaino di pasta all'aglio

1 cucchiaino di pasta di zenzero

Olio vegetale raffinato per friggere

250 g di pangrattato

Metodo

- Mescolare gli spinaci e le patate insieme. Aggiungere il mung dhal, le foglie di coriandolo, i peperoncini verdi, il garam masala, la cipolla, il sale, la pasta d'aglio e la pasta di zenzero. Impastare bene.

- Dividete il composto in porzioni grandi come una noce e formate ciascuna delle cotolette.

- Scaldare l'olio in una padella antiaderente. Arrotolare le cotolette nel pangrattato e friggerle fino a doratura. Servire caldo.

Handvo

(Torta salata di semolino)

Per 4 persone

ingredienti

100 g di semolino

125 g / 4½ oz di Besan*

200 g di yogurt

25 g / scarsissima bottiglia di zucca da 1 oz, grattugiata

1 carota, grattugiata

25 g / 1 oncia di piselli verdi

½ cucchiaino di curcuma

½ cucchiaino di peperoncino in polvere

½ cucchiaino di pasta di zenzero

½ cucchiaino di pasta all'aglio

1 peperoncino verde, tritato finemente

Sale qb

Pizzico di assafetida

½ cucchiaino di bicarbonato di sodio

4 cucchiai di olio vegetale raffinato

¾ cucchiaino di semi di senape

½ cucchiaino di semi di sesamo

Metodo

- Mescolare il semolino, il besan e lo yogurt in una casseruola. Aggiungere la zucca e la carota grattugiate ei piselli.

- Aggiungere la curcuma, il peperoncino in polvere, la pasta di zenzero, la pasta di aglio, il peperoncino verde, il sale e l'assafetida per preparare la pastella. Dovrebbe avere la consistenza di una pastella per dolci. In caso contrario, aggiungi qualche cucchiaio di acqua.

- Aggiungere il bicarbonato di sodio e mescolare bene. Mettere da parte.

- Scalda l'olio in una casseruola. Aggiungere la senape e i semi di sesamo. Lasciali scoppiettare per 15 secondi.

- Versate la pastella nella casseruola. Coprite con un coperchio e cuocete a fuoco lento per 10-12 minuti.

- Scopri e gira la pastella con attenzione, usando una spatola. Coprite ancora e cuocete a fuoco lento per altri 15 minuti.

- Forare con una forchetta per controllare se è fatto. Se cotta, la forchetta risulterà pulita. Servire caldo.

Ghugra

(Mezzaluna con centri di verdure salate)

Per 4 persone

ingredienti

5 cucchiai di olio vegetale raffinato più una quantità extra per friggere

Pizzico di assafetida

400 g di piselli in scatola, macinati

250ml / 8fl oz di acqua

Sale qb

5 cm di radice di zenzero, tritato finemente

2 cucchiaini di succo di limone

1 cucchiaio di foglie di coriandolo tritate

350 g di farina integrale

Metodo

- Scalda 2 cucchiai di olio in una casseruola. Aggiungi l'assafetida. Quando scoppia, aggiungi i piselli e 120 ml di acqua. Cuocere a fuoco medio per 3 minuti.

- Aggiungere il sale, lo zenzero e il succo di limone. Mescolare bene e cuocere per altri 5 minuti. Cospargere con le foglie di coriandolo e mettere da parte.

- Impastare la farina con il sale, l'acqua rimanente e 3 cucchiai di olio. Divideteli in palline e stendetele in dischi rotondi di 10 cm di diametro.

- Mettere un po 'di miscela di piselli su ogni disco in modo che metà del disco sia coperto con la miscela. Piega l'altra metà per formare una "D". Sigilla premendo i bordi insieme.

- Riscaldare l'olio. Friggere i ghugra a fuoco medio fino a dorarli. Servire caldo.

Banana Kebab

Per 20

ingredienti

6 banane verdi

1 cucchiaino di pasta di zenzero

250 g / 9 once di besan*

25 g / 1 oncia di foglie di coriandolo scarse, tritate

½ cucchiaino di peperoncino in polvere

1 cucchiaino di amchoor*

Succo di 1 limone

Sale qb

240ml / 8fl oz olio vegetale raffinato per fritture poco profonde

Metodo

- Lessare le banane con la buccia per 10-15 minuti. Scolare e sbucciare.

- Mescolare con gli altri ingredienti, escluso l'olio. Forma delle polpette.

- Scaldare l'olio in una padella antiaderente. Friggere le polpette fino a doratura. Servire caldo.